MÉMOIRE

SUR LE

TIC FACIAL,

Par M. FISCHLIN,

DOCTEUR EN MÉDECINE DE LA FACULTÉ DE PARIS,
ANCIEN CHIRURGIEN MAJOR.

Non est vivere,
Sed valere vita.

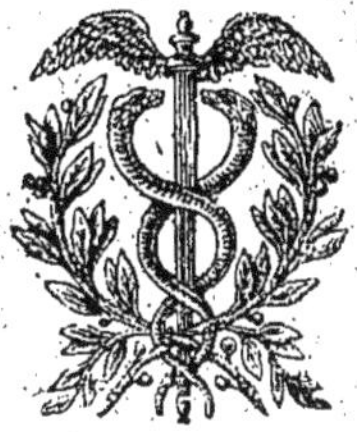

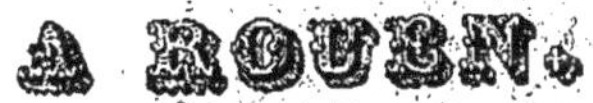

A ROUEN.

1840.

MÉMOIRE

SUR LE

TIC FACIAL,

Par M. FISCHLIN,

DOCTEUR EN MÉDECINE DE LA FACULTÉ DE PARIS,
ANCIEN CHIRURGIEN MAJOR.

Non est vivere,
Sed valere vita.

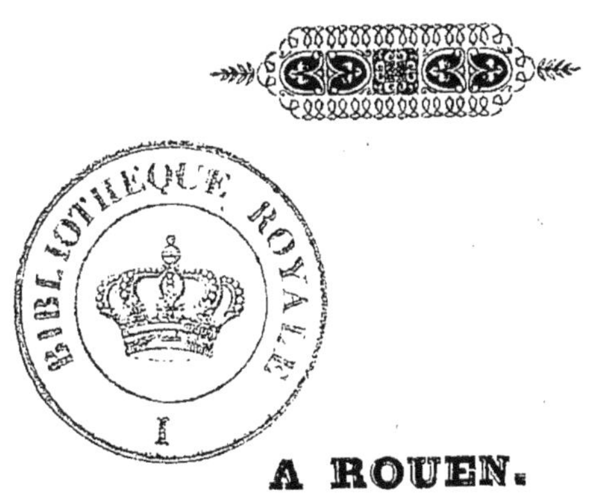

A ROUEN.

1840.

A

SON EXCELLENCE

MONSIEUR

LE MINISTRE DE LA GUERRE,

Comme un faible témoignage du profond respect

DE L'AUTEUR.

PRÉFACE.

Ayant été atteint pendant plusieurs années du tic facial, il m'a été facile d'étudier cette redoutable maladie, de rechercher ses causes, ses phénomènes, et d'établir une méthode curative plus conforme à la maladie, que celle suivie jusqu'à ce jour.

Eclairé par les observations que j'ai faites sur moi-même, j'ai entrepris de les publier, dans l'intention de guider les jeunes médecins qui sont appelés auprès des personnes atteintes de cette cruelle maladie, heureusement rare, mais d'autant plus difficile à traiter.

Puissent mes efforts et mes propres observations, malgré la brièveté du traité, aider les jeunes praticiens, sinon à guérir complètement cette maladie, au moins leur donner les moyens d'alléger les souffrances inouïes de ceux qui en sont frappés. Mon but aura été atteint.

DESCRIPTION

DU

TIC FACIAL.

***

Cette maladie se caractérise par une sensation subite, semblable à l'étincelle électrique, qui est plus ou moins douloureuse. La douleur est circonscrite à une région du visage, le plus souvent aux joues, à la mâchoire supérieure ou inférieure, aux gencives, et parfois elle se fixe à la langue.

La douleur augmente au moindre mouvement, devient plus vive si le mouvement se prolonge; la température de la partie affectée n'offre pas de variations notables. Les phénomènes présentent d'ailleurs des différences, et dépendent de l'organisation et des parties dans lesquelles les nerfs se distribuent.

Le siége de la douleur est dans les ramifications du nerf facial, ou dans celles du nerf *trijumeau*, particulièrement dans le plexus appelé *rete buccal*, et peut en occuper une seule ou plusieurs divisions. Le côté droit du visage est plus souvent le

siége de la douleur que ne l'est le côté gauche;
rarement et en même temps tous deux en sont af-
fectés. La douleur se manifeste ordinairement tout
à coup; néanmoins, il existe parfois des symptômes précurseurs. Les souffrances inouïes qu'éprouvent les malades, peuvent s'étendre à tout le côté
correspondant du visage et même de la tête. Il peut
survenir en même temps des mouvements convul-
sifs qui déterminent des contorsions singulières du
visage; quelquefois les phénomènes qu'on remarque pendant les paroxismes, sont accompagnés de
menace de suffocation. Quelle que soit la région
de la douleur, elle ne peut être comparée à aucu-
nes de celles qui accompagnent les maladies des
dents ou de l'oreille ; le malade supporte moins
une légère pression exercée sur la partie malade ,
qu'il n'endure une pression forte. Il n'existe pas
toujours d'autres complications, telles que la fièvre
ou autres accidents. On remarque souvent un
pouls régulier, quelquefois plus lent que dans l'é-
tat de santé; parfois j'ai observé un pouls inter-
mittent.

Les accès sont d'autant plus courts que la douleur est plus vive; ils se dissipent tantôt graduelle-
ment, parfois ils cessent subitement. Les intervalles qui les séparent varient de quelques heures,
de quelques jours, de quelques mois, et même de
quelques années. Leur retour est variable; le plus
fréquemment ils ne se développent qu'à des intervalles irréguliers. A mesure qu'ils deviennent plus

fréquents, ils acquièrent plus d'intensité et deviennent plus longs. Cette circonstance dépend de la nature et de la cause qui déterminent la maladie.

La cause éloignée ou primitive de cette maladie et de ces phénomènes tient, le plus souvent, à une affection organique du tube intestinal. Nous ignorons jusqu'à présent quels sont les procédés qui produisent cette douleur du visage, tandis que la cause primitive siége ailleurs. Il est probable que le grand nerf sympathique, qui reçoit de tous les viscères abdominaux des filets nerveux, et ne forment qu'un tout continu du système nerveux, est l'agent principal de ces phénomènes et du désordre que l'on remarque chez les personnes atteintes de cette maladie. Nous devons en conséquence envisager le tic facial comme un symptôme formidable d'une affection organique viscérale, dont le canal alimentaire, le plus souvent, est le siége principal, comme il en est de diverses autres maladies nerveuses, où les symptômes se manifestent à des parties éloignées du siége de l'affection primitive; l'hystérie, la migraine sont de ce nombre.

Il peut survenir des douleurs du visage, provenant d'une nature différente que celles qui occasionnent le tic facial; c'est pourquoi on a nommé cette maladie affection douloureuse des nerfs de Fottergill. Elle se distingue aussi, en ce que la douleur est presque toujours fixée à la même place; à peine sensible au commencement, mais peu à peu

elle devient plus forte, plus violente, et enfin terrible. A son début elle ne dure que peu de temps,
rarement plus d'une demi-heure; elle revient après
quelques heures, plusieurs jours, quelques mois,
et parfois même après des années.

Cette maladie se manifeste également par des
paroxismes réguliers qui surviennent journelle-
ment à une heure fixe, et disparaissent après quelque temps. Souvent les accès sont plus violents le
jour qu'ils ne le sont la nuit. Pourtant il arrive
parfois le contraire. Rarement les personnes en
sont atteintes avant la quarantième année.

Ce n'est que dans ces derniers temps qu'on a
observé cette maladie, qui a été tantôt envisagée
comme un rhumatisme ou une arthrite, tantôt on
l'a regardée d'une nature cancéreuse ou véné-
rienne. On l'a vue disparaître par l'apparition
d'une éruption ou à la suite d'évacuations très-abon-
dantes; de là sont venues les contradictions sur la
nature et la cause prochaine de cette maladie, qui,
comme toutes les névralgies, tient à un changement de la matière animale, survenu par diverses
causes, ayant pour résultat une altération organique, et pour effet la maladie.

Le tic facial peut être confondu avec d'autres
maladies, telles que le rhumatisme, l'hémicranie
et l'odontalgie. On distingue le tic facial du rhumatisme par le paroxisme et la douleur survenus par
le plus léger attouchement, par la courte durée,
par la violence extrême de la douleur, ainsi que

par la différence des symptômes qui l'accompagnent. Dans le rhumatisme, s'il est aigu , il y a
fièvre avec rougeur et augmentation de la chaleur
à la partie affectée et en général tuméfaction ; s'il
est chronique, la douleur est plus obtuse et permanente, souvent plus forte vers le soir, ce qui ne
s'observe pas dans le tic facial. On peut aussi
le distinguer facilement de l'hémicranie, en ce que
la douleur suit exactement les ramifications du nerf
affecté, et de l'odontalgie, par la courte durée du
paroxisme, par la rapidité avec laquelle il reparaît,
par l'absence totale des douleurs pendant les intervalles, par le siége et les élancements de la douleur dans plusieurs directions , dont le caractère
aigu et lancinant la fait différer de celle qui cons-
titue l'odontalgie , dans laquelle les douleurs pa-
raissent plus profondes et moins vives ; enfin , par
des contractions convulsives fréquentes qui n'ont
jamais lieu dans l'odontalgie.

On a aussi comparé le tic facial à la maladie appelée *trismus*, où le spasme se borne à la mâchoire
inférieure et aux parties voisines ; c'est pourquoi
quelques auteurs l'ont appelé *trismus dolorificus* de
Sauvage. Nous aimons à croire que le tic facial est
semblable au trismus, et n'en diffère que par son
intensité ; qu'il n'a pas une origine différente ;
aussi voit-on la méthode curative ne différer que
par la modification qu'entraînent les symptômes
particuliers et les degrés de la maladie.

Nous ne connaissons pas évidemment les propres causes du tic facial. On les a comparées à celles qui produisent le rhumatisme, l'arthrite, le cancer. Cependant, il nous semble que cette maladie ne dépend pas uniquement d'une cause cachée à nos sens ; qu'elle est plutôt le symptôme d'une affection organique du canal alimentaire, qui a pour base le relâchement et l'atonie des fibres.

L'altération des nerfs, qu'on prétend avoir remarquée, est plutôt l'effet que la cause de la maladie. Parmi les dispositions individuelles, on signale la prédominance du système nerveux ; on remarque que les sujets nerveux en sont plus souvent atteints que d'autres, et que les affections morales exercent une grande influence dans l'apparition de cette maladie. Toujours est-il, que les émotions vives et violentes causent fréquemment le retour des paroxismes ; il en est de même de l'excès des aliments, et surtout des boissons spiritueuses ou alcooliques. Il est encore à remarquer, que la situation superficielle des nerfs peut contribuer à la fréquence des accès.

Le tic facial devient souvent chronique; c'est alors que les chances de guérison sont en raison directe de la durée de la maladie. Dans cette période on remarque souvent des lésions sympathiques du cœur, un trouble momentané des fonctions du cerveau et des organes digestifs, et par la continuité des souffrances il survient l'insomnie, l'abattement, le dégoût de la vie, une altération de toutes les fonctions organiques et enfin la mort.

L'issue du tic facial s'opère de différentes manières, selon la gravité, la durée, les complications et les dispositions individuelles du malade ; c'est pourquoi l'on ne peut la déterminer. Souvent la maladie se prolonge des années; parfois elle disparaît inopinément après certaines évacuations ou éruptions ; quelquefois elle s'éloigne sans aucune crise apparente ; comme il arrive aussi qu'elle se termine par la mélancolie, la folie, le durcissement mortel des glandes du bas-ventre et parfois par le cancer.

Le pronostic est d'autant plus défavorable, que la maladie a duré long-temps. Plus les paroxismes se reproduisent fréquemment, plus ils deviennent violents et permanents. Le malade, par les terribles douleurs, s'épuise de plus en plus, dépérit et succombe, ou il survient la paralysie ou autre maladie mortelle.

Il en est du tic facial comme de toutes les névralgies en général. Nous ne connaissons pas jusqu'à présent une méthode curative approfondie. Les moyens thérapeutiques employés contre cette maladie, sont aussi nombreux que variés; c'est ce qui prouve que le traitement a été jusqu'à présent plus empirique, qu'il n'a été rationnel. Nous devons, en conséquence, rechercher les causes éloignées et prochaines, et, après les avoir découvertes, nous occuper de les éloigner par des moyens propres et analogues aux causes qui ont produit cette maladie, savoir : si nous remarquons embarras gastrique, virus exanthématique, vénérien ou cancéreux, nous employons les évacuants, le soufre, les bains, le mercure, la bella-dona et l'arsenic.

Lorsqu'on ne peut découvrir une cause matérielle, nous administrons les médicaments appelés *nervosa*, savoir : la valériane, la serpentaire de Virginie, la jusquiame, le camphre, l'opium, les éthers et le sulfate de quinine.

Parmi les moyens extérieurs qu'on a employés contre cette maladie, aucun, par lui seul, n'a été d'un succès complet ; les sangsues, les vésicatoires, la section du nerf facial n'ont produit qu'un effet imparfait et de courte durée ; parfois ils ont augmenté le mal ; d'ailleurs, tous les moyens locaux qu'on a employés et qu'on a tant prônés, ne produisent qu'un effet momentané et souvent aucun, parce qu'ils n'agissent que sur les symptômes et nullement sur la cause qui a produit la maladie. L'acupuncture, qui a été recommandée par plusieurs médecins, n'est pas d'un succès certain, si cette opération n'est pas associée à d'autres moyens curatifs qui agissent directement sur la cause de la maladie.

Enfin, si le tic facial observe une marche intermittente régulière, on peut administrer le sulfate de quinine combiné avec les aromatiques, ou selon les circonstances, l'unir aux antispasmodiques.

Plusieurs médecins étrangers ont proposé et administré avec succès l'acide arsenieux, moyen que nous approuvons, si on remarque une dégénérescence partielle du tube intestinal.

Lorsqu'on a fait usage des médicaments actifs, tels que ceux mentionnés ci-dessus, il est important de persévérer dans leur emploi ; la fin seule de la maladie sera le terme du traitement ; cependant, tout en prévenant les accidents qu'ils peuvent déterminer.

Il peut survenir dans le cours de cette maladie des accidents nouveaux ; des affections étrangères peuvent accompagner le tic facial, tel qu'il m'est arrivé à la fin de l'année 1839, ayant été frappé d'une nouvelle attaque compliquée d'une affection catarrhale. Dans ces cas, il est important de distinguer si ces accidents, ces phénomènes sont idiopathiques ou symptômatiques, vu que cette distinction nous indique les moyens que nous devons employer contre cette complication. Dans le premier cas, les moyens curatifs sont ceux que la nature, le degré et le caractère de la maladie survenue nous indiquent ; lorsque les phénomènes ne sont que symptômatiques, le traitement méthodique dirigé contre la maladie primitive éloigne les accidents secondaires à mesure que la guérison du tic facial s'opère. Tel qu'il m'est arrivé à ladite époque, les symptômes de l'affection catarrhale disparaissaient à la suite d'un traitement conforme à la maladie primitive, malgré la constitution atmosphérique très-humide qui régnait alors, et qui sans doute a beaucoup contribué à cette complication. D'ailleurs, l'influence de l'atmosphère est frappante sur le retour de la maladie et sur la violence des accès. Des malades se trouvent mieux dans un air sec ; à d'autres un air humide est plus favorable : cependant, ce n'est pas toujours la température de l'air qui agit si puissamment sur les nerfs, mais plutôt un principe semblable au fluide électrique qui est intimement lié avec le système nerveux et qu'on doit regarder comme l'agent principal de l'action.

On voit par ce qui précède combien nos connaissances sont encore imparfaites relativement à la nature, aux causes et au traitement du tic facial; c'est en conséquence que nous recommandons aux jeunes médecins d'étudier cette maladie par la voie de l'observation et de l'induction, d'apporter une attention particulière à la recherche de ses causes éloignées et prochaines, à son origine, aux divers phénomènes qu'on remarque dans son cours, de calculer surtout l'action des médicaments à l'égard de la force vitale du malade; enfin, d'administrer chaque dose d'un médicament quelconque dans une juste proportion à l'état de l'irritabilité et sensibilité individuelle.

Ce n'est qu'alors que le médecin a posé et analysé ces questions qu'il deviendra maître de son art et qu'il pourra établir un traitement rationnel et conforme à la maladie.

OBSERVATIONS

SUR CETTE MALADIE,

DONT J'AI ÉTÉ LE SUJET.

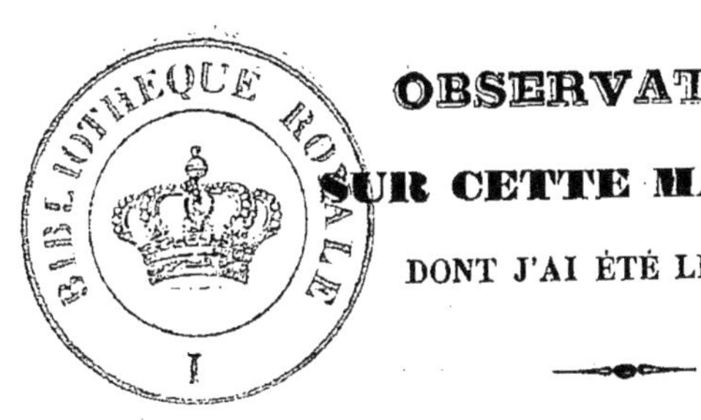

En 1834, âgé de cinquante-six ans, j'éprouvai, pour la première fois, une douleur vive à la mâchoire supérieure droite ; je supposai alors que cette douleur provenait d'une dent cariée placée au fond de la bouche. Cette opinion me détermina à l'extraire ; à son inspection, et après qu'elle fut extraite, je la trouvai saine ; néanmoins la douleur cessa pendant quelque temps.

Repris de nouveau par une douleur semblable et fixée à la même place, je crus que l'avant-dernière dent molaire en était la cause. Le dentiste auquel je m'adressai me dit que la dent n'était point altérée, que je devais attribuer cette douleur à une autre cause, sans doute à une affection nerveuse. Malgré cette observation, qui était très-juste, j'insistai pour l'extraction qui eut lieu, et à mon grand étonnement, la dent était saine ; cependant, la douleur cessa de nouveau.

Convaincu par ces deux faits que cette douleur dépendait d'une autre cause que j'ignorais à cette époque, d'autant plus que, hormis elle, je me portais bien.

Dans le mois d'octobre 1835, je fus encore atteint d'une douleur semblable fixée à la même place; cette fois, elle fut beaucoup plus forte et plus intense qu'elle n'avait été précédemment. Après avoir employé en vain différents moyens usités, tels que sangsues, vésicatoires, lotions, bains de pieds, je me vis forcé d'employer l'opium à l'intérieur et à l'extérieur comme gargarisme ou comme bains de bouche; après six à sept jours de souffrances, le calme succéda, et je me crus guéri.

Après dix mois de tranquillité, la douleur reparut de nouveau avec beaucoup plus d'intensité. J'eus encore recours aux moyens employés antérieurement, par lesquels je me suis rétabli et bien porté jusqu'en 1837. Dans le courant de cette année, j'en fus atteint derechef par deux fois. Ces attaques furent violentes et longues; je me vis forcé de garder le lit, d'observer une diète absolue et d'avoir recours à l'opium à hautes doses. Après un traitement non interrompu pendant quinze jours, que j'ai terminé par quelques prises de calomel, je suis parvenu à rétablir le calme et à reprendre mes occupations.

Les attaques les plus remarquables et les plus terribles que j'ai éprouvées ont eu lieu en 1838. Aux mois de juin et d'octobre, les douleurs étaient insupportables; je croyais en mourir. Désespéré de ma position, je n'hésitai pas à prendre trois décigrammes d'opium de commerce, et de

réitérer cette dose trois à quatre fois dans les vingt-
quatre heures ; joint à ce grand moyen, je pre-
nais dans les intervalles une émulsion d'amandes
ou de gomme arabique fortement camphrée et al-
coolisée par l'esprit nitré dulcifié ; à ce traitement, je joignais des lotions faites à la partie douloureuse avec de l'éther acétique ou sulfurique, et
sur le sommet de la tête, j'appliquai des compresses
imbibées de fort vinaigre ; enfin, je fis usage de
lavements composés d'une infusion de valeriane
ou de camomille. Les lavements sont d'un effet
marquant, surtout lorsqu'il y a constipation, et
dans ce cas, on doit ajouter à chaque clystère
vingt-cinq grammes de sel de glauber.

A mesure que j'éprouvais un certain calme,
j'avais recours à un purgatif, tantôt au calomel,
tantôt à la teinture de rhubarbe et parfois à l'huile
de ricin ; ce ne fut qu'après un traitement de vingt
jours que je parvins à éloigner les souffrances
inouïes, à rétablir la tranquillité, enfin que je pus
reprendre mes travaux.

Les pilules de Méglin, le liniment volatil, les
frictions mercurielles et autres moyens déjà mentionnés, n'ont produit aucun effet.

Dans le mois d'avril 1839, je fus de nouveau
frappé de cette maladie. La douleur s'était fixée
cette fois à la mâchoire inférieure, de manière
que cette partie du visage était comme immobile,
semblable au trismus ; je pouvais à peine prendre
les médicaments et quelques liquides ; la parole

était difficile et pénible; chaque mouvement de la langue provoquait une douleur très-vive. Ayant remarqué la présence d'embarras gastriques, j'employai des purgatifs pendant les rémissions, et durant les accès, j'eus recours à la teinture d'opium à hautes doses, soixante gouttes à la fois, enfin aux lotions et aux fomentations déjà mentionnées.

Malgré ce traitement qui, aux précédentes attaques, avait toujours opéré la guérison momentanée, cette fois il n'en fut pas de même. Lorsque je ne souffrais pas, j'éprouvais une sensation plus ou moins douloureuse, et parfois un engourdissement à la partie du visage où siégeait la douleur, phénomènes qui n'ont disparu qu'à la fin de juillet même année, époque où je fus encore frappé de cette maladie. Cette fois les accès furent moins violents, mais la douleur était presque permanente. Ce ne fut qu'à l'aide d'un traitement varié et conforme aux circonstances qui se sont présentées, et par un changement total de mon régime et de mes habitudes, que je parvins à éloigner ces redoutables accidents après deux mois de souffrances continuelles. Néanmoins il existe encore en ce moment une sensibilité prononcée aux parties où la douleur était fixée, qui par moments rend la mastication difficile.

Cette circonstance me donne à penser qu'il existe encore des traces de l'affection primitive, sans doute dégénérescence ou rétrécissement partiel du canal intestinal, et peut-être une altération organique viscérale quelconque, dispositions qui exigent beaucoup de précautions et de persévérance dans l'observation d'un régime conforme à ces prédispositions, pour éviter le retour de cette maladie et empêcher l'apparition d'autres accidents non moins graves, dont l'issue pourrait être mortelle.

RÉFLEXIONS.

Depuis plusieurs années, j'ai été atteint d'une
diarrhée chronique, au point que tous les matins
je me rendais quatre à cinq fois à la garde-robe.
Cette circonstance et la nature des déjections in-
diquaient évidemment l'existence d'une altération
organique du tube intestinal ; à la suite de ces dispositions déréglées, j'ai remarqué d'autres phénomènes non moins inquiétants, tels que plénitu-
de dans la région épigastrique, surtout après les
repas, digestion difficile, laborieuse, ventre tendu
et parfois les yeux injectés d'une teinte jaune,
accidents qui m'ont fait supposer que l'affection
organique du canal alimentaire était compliquée
avec une altération viscérale quelconque, tels que
la partie de l'estomac appelée pylore, ou le pan-
créas, ou peut-être le foie même.

A la première attaque de cette maladie, j'ignorais la cause ; ce ne fut qu'à la suite et par son retour fréquent que j'acquis la certitude qu'elle était
le symptôme d'une affection viscérale, dont proba-
blement le canal alimentaire était le siége principal ; je me suis expliqué les phénomènes que l'on
remarque dans son cours de la manière suivante.
L'altération organique du tube intestinal empêche
cet organe de remplir le but que son organisation

lui impose, de là résulte accumulation des fluides,
puis engorgement et distention qui provoquent la
douleur ; d'où il s'ensuit inflammation , d'abord
aiguë, puis chronique, et à la suite dégénérescence
et parfois destruction partielle de l'organe affecté.
Pendant ces divers procédés irréguliers, des matières étrangères sont absorbées et versées dans la
masse du sang , qui opèrent un changement de la
matière animale ; ce changement provoque une
irritation du système nerveux et artériel , et de là
résulte le désordre et le trouble que l'on remarque
dans le cours de cette maladie. En conséquence ,
nous croyons pouvoir établir que la méthode curative de cette maladie doit avoir pour objet ,
d'abord, s'opposer aux symptômes, aux douleurs
excessives qui contribuent beaucoup à augmenter
la maladie ; modérer la sensibilité nerveuse, qui
prédomine et qui a la faiblesse pour base; calmer les
douleurs terribles par l'usage de l'opium , comme
le seul et l'unique moyen qui peut dompter les
douleurs inouïes qu'éprouvent les malades. Lorsqu'on est parvenu à obtenir un certain calme , on
procédera à l'évacuation des matières étrangères
que l'on remarque toujours dans le cours de cette
maladie ; les dispositions individuelles du malade
doivent nous guider dans l'exécution et nous indi-
quer la voie que nous devons choisir pour obtenir
ce but.

Après avoir rempli cette indication, nous devons nous occuper de stimuler les organes diges-

tifs, en général et en particulier, par des moyens propres et conformes à l'état de leur faiblesse, ayant toujours en vue l'état général de l'irritabilité et sensibilité individuelle.

La même indication est applicable, concernant l'action du système lymphatique, que nous devons fortifier à l'aide des bains chauds simples, parfois savonneux, et dans certains cas sulfureux. Les frictions aromatiques et alcooliques, faites sur la colonne vertébrale et sur le bas-ventre, sont des moyens qui produisent un bon effet, et peuvent être employés et servir comme préservatifs.

La convalescence de cette maladie est toujours longue et très-difficile à réaliser. Cette époque exige une grande attention du médecin et beaucoup de précautions de la part du malade, vu qu'il reste toujours quelques traces de la maladie, surtout faiblesse, laxité du canal alimentaire. Le malade doit, en conséquence, changer son régime et ses habitudes, et en adopter de conformes à ses dispositions individuelles, à son tempérament et à son âge. Il doit être bien vêtu, entretenir la transpiration insensible, se promener à cheval durant le beau temps, enfin il doit éviter tout ce qui pourrait ramener la maladie. Cependant, nous devons remarquer ici qu'on ne peut, sans préjudice, entièrement priver le malade de ses habitudes. Celui qui, depuis long-temps a fait usage du café ou du chocolat pour déjeuner, ne doit pas en être privé. Il en est de même de celui qui a contracté l'habitude de prendre du vin à ses repas. Cette maxime est surtout applicable à l'époque de la convalescence, vu que la faiblesse générale et celle des organes digestifs déjà prédominantes se sont accrues sensiblement dans le cours de la maladie, soit par les souffrances, soit par l'insomnie et par la privation des aliments. C'est pourquoi l'usage du café, du chocolat, des bouillons à la poule et du vin généreux sont des moyens convenables et même nécessaires pour soutenir les forces, et remplacer celles que le malade a perdues.

Dès que l'on remarque le moindre symptôme à un retour de cette maladie, il faut de suite avoir recours aux purgatifs; le calomel, la teinture de rhubarbe et l'huile de ricin, sont à préférer à tous autres. Si les dispositions particulières du malade nous empêchent d'en faire usage, nous devons les remplacer par des lavements qui produisent toujours un bon effet. Quelquefois, surtout au début de la maladie, on peut administrer avec succès l'émétique ou l'ipécacuanha.

La méthode palliative à laquelle le médecin est souvent subordonné, lorsqu'il existe un vice organique, consiste dans la conservation des forces vitales, en observant une diète conforme à l'état du malade et à l'aide de quelques médicaments qui ont le même but. Par ces moyens bien combinés, nous pouvons prolonger la vie du malade dans un état supportable et quelquefois obtenir guérison.

Nous devons remarquer ici qu'il existe dans notre organisation des procédés pathologiques languissants qu'on ne peut abréger ; que tout changement, s'il doit être durable, demande un certain temps pour l'effectuer. Beaucoup de malades ont été délaissés par la non observation de la vérité qu'un grand nombre de maladies ne se guérissent que par le temps, et que l'emploi des médicaments trop précipités ou employés à contre-temps ont souvent aggravé le mal et quelquefois même occasionné la mort.

Nous estimons, de ce qui précède, que le tic facial n'est autre chose qu'un symptôme formidable d'une affection organique du tube intestinal ou autre viscère abdominal ; que cette maladie ne consiste pas dans une altération des nerfs du visage ; que la douleur n'est que l'effet symptômatique d'une affection organiqne qui siége ailleurs.

De quelle manière cette douleur, action sympathique, a-t-elle lieu ? Quel est le mécanisme qui produit cette douleur terrible, directement au visage et non ailleurs ? Pourquoi les autres parties du corps conservent-elles leur état normal ? Ce sont des problêmes qui, sans doute, resteront long-temps sans solution.

Cependant, si nous envisageons bien l'ensemble du système nerveux, nous penserons que l'action ou la propriété appelée : *Sensum communum nervorum*, est la condition principale des phénomènes qui accompagnent le tic facial, et que le grand sympathique y joue un grand rôle, à cause de ses rapports directs avec les nerfs abdominaux qui, par l'intermédiaire des ganglions, communiquent avec lui, et ne forment qu'un tout entier. Cette union du système nerveux, cette faculté de percevoir les impressions et de propager l'impulsion reçue jusqu'à l'endroit de leur destination ou concentration, sont des phénomènes qui caractérisent le tic facial, à cause de la sympathie qui existe entre les nerfs de l'organe malade et du grand sympathique qui est intimement lié avec la cinquième et la septième paires. C'est pourquoi nous devons l'envisager comme le régulateur du système nerveux, et lui attribuer tous les phénomènes qu'on remarque dans le cours de cette affection.

ROUEN. IMPRIMERIE DE MÉGARD, RUE MARTAINVILLE, 200.

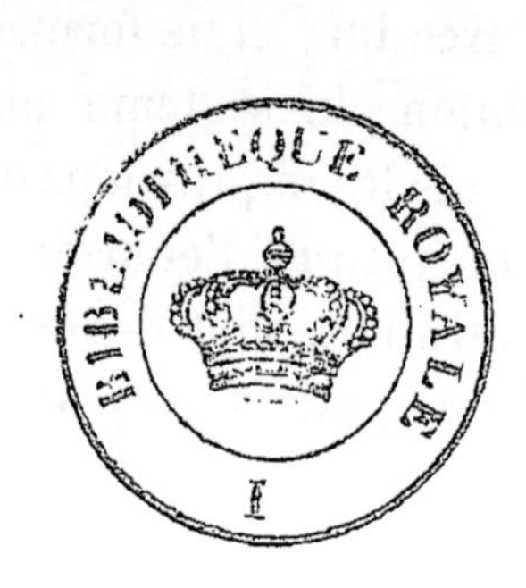

www.ingramcontent.com/pod-product-compliance
Ingram Content Group UK Ltd.
Pitfield, Milton Keynes, MK11 3LW, UK
UKHW020107100726
13658UKWH00005B/2023

9 782019 256319